Diet

MW01133945

Impulsa Tu Salud en General y Derrota la Acidez con la Dieta Alcalina

(Alkaline Diet en Español/ Alkaline Diet in Spanish)

Kirsten Yang

Tabla de Contenido

Introducción

La comida que tenemos hoy en día es totalmente diferente a la de nuestros ancestros y es completamente de lo que estamos acostumbrados en estos días. Que acertado fue decir "Somos lo que comemos". Con los avances tecnológicos, los tipos de comida que consumimos nos hacen ser arrastrados.

Una vista a un mercado te sorprenderá con pasillos y pasillos de comida procesada y productos animales. Con el fácil acceso a la comida rápida que tenemos hoy en día, no existe dificultad alguna en encontrarla en nuestro vecindario. Las dietas de moda tienen parte de la culpa por introducir totalmente nuevos hábitos para al comer, esto incluye dietas altas en proteínas. En años recientes, el consumo de productos animales y productos refinados se han incrementado mientras más y más personas dejan de consumir su suplemento diario de frutas y vegetales en sus dietas.

Entonces no es una sorpresa, en nuestros días, que las personas sufran de diferentes tipos de males y alergias, tales como enfermedades de los huesos, problemas del corazón, entre muchos otros. Algunos expertos en salud conectan este tipo de enfermedades con el tipo de comida que consumimos.

Existen ciertos tipos de comida que interrumpen el balance en nuestros cuerpos que, en algunos casos, hacen surgir problemas de salud. Si tan solo pudiéramos modificar nuestros hábitos alimenticios, es probable que la prevención de enfermedades y restauración de la salud pueda ser lograda.

La teoría detrás de la Dieta Alcalina es que porque el pH de nuestros cuerpos es ligeramente alcalino, con un rango normal de 7:36 a 7.44, nuestra dieta debe reflejar esto, y además ser ligeramente alcalina. Una dieta desbalanceada en comidas acidas como la proteína animal, azucares, cafeína, y comidas procesadas, tienden a alterar este balance.

Esto puede agotar nuestros cuerpos de minerales alcalinos tales como sodio, potasio, magnesio y calcio, haciendo a las personas vulnerables a enfermedades crónicas y degenerativas.

Nuestro balance interno químico, esta principalmente controlado por nuestros pulmones, riñones, intestinos y piel. Para que las funciones necesarias ocurran, nuestro cuerpo necesita mantener un pH adecuado.

La medida de la acidez o alcalinidad de una sustancia es llamada pH. Reservas alcalinas adecuadas son requeridas para el ajuste óptimo del pH. El cuerpo necesita oxígeno, agua, minerales proveedores de ácido para lograr el control de pH y al mismo tiempo remover rápidamente productos desechos.

La sobre-acidificación del cuerpo es la causa subyacente de todas las enfermedades. La soda es probablemente la comida más acida que las personas consumen con un pH de 2.5.

La soda es 50.000 veces más acida que el agua neutral, y nos toma más de 32 vasos de agua para balancear un vaso de soda.

La comida alcalina y agua deben ser consumidas para poder proveer al cuerpo con los nutrientes que necesita para neutralizar ácidos y toxinas de la sangre, linfa, y tejidos, y al mismo tiempo fortalecer el sistema inmunológico y órganos.

La mayoría de frutas y vegetales contienen mayores cantidades de elementos de formación alcalina que otras comidas. Mientras mayor sea la cantidad de comidas verdes consumidas en tu dieta, mayor serán los beneficios alanzados en salud.

Estas plantas comestibles tienen propiedades que limpian y alcalinizan el cuerpo, mientras que las comidas refinadas y procesadas pueden incrementar niveles poco saludables de acidez y toxinas en el cuerpo.

Pero también debes estar consciente de que grandes cantidades de elementos alcalinos en tu cuerpo también pueden ser dañinos. Debes tener el conocimiento adecuado para balancear el contenido alcalino en comidas dentro de tu dieta.

Después de la ingesta, las comidas alcalinas y el agua son casi inmediatamente neutralizadas por, ácido hidroclórico presente en el estómago.

El balance entre comidas alcalinas y acidas debe ser mantenido para que tu organismo pueda trabajar bien.

Una dieta saludable y balanceada es más alcalina que acida. Basado en tu tipo de sangre, la dieta debe ser constituida de 60 a 80% en comidas alcalinas y de 20 a 30% en comidas acidas.

Normalmente, los tipos de sangre A y AB requieren dietas más alcalinas mientras que los tipos de sangre 0 y B requieren más productos animales en sus dietas. Pero debes mantener en mente que si estas en dolor, eres acido.

CAPITULO 1

¿QUÉ ES LA DIETA ALCALINA Y PARA QUE?

Debes admitir que una dieta llamada la Dieta Alcalina no llama mucho la atención. También es llamada la Dieta Acida Alcalina o la Dieta Alcalina Acida. Esta es una dieta que enfatiza comer frutas frescas y vegetales, tubérculos al igual nueces y legumbres.

La dieta alcalina está muy lejos de ser tan intimidante como su nombre la hace parecer aunque es bastante diferente a lo que la gente normalmente come. Esta basada en comer pocas plantas y animales procesados.

El concepto es realmente bastante sencillo. Debes comer las cosas que sabes que son buenas para tu salud tales como frutas, y vegetales verdes y frescos, además debes evitar consumir alimentos que son malos para tu salud como los son el alcohol, la levadura, grasas dañinas y azucares.

La investigación es un poco más compleja que este resumen pero lo principal es maximizar la cantidad de frutas y vegetales alcalinos que consumes al igual que jugos alcalinos y agua.

Esto enfatiza un consumo de 80/20 dividido en comidas alcalinas y comidas acidas. Esta es la proporción que debes buscar. Si suena muy complicado, no te preocupes porque la verdad no lo es. La mayoría de las comidas que consumimos al ser completamente digeridas son alcalinas o acidas.

Estas incluyen pescado, granos, carnes, mariscos, aves, sal, y leche las cuales producen ácidos, todos son comunes en la dieta occidental.

Mientras que debes consumir comidas que sean más alcalinas como frutas frescas y vegetales, no siempre funciona así. Como resultado, tenemos una sangre que es ligeramente alcalina con un nivel de pH normal de 7.35 y 7.45.

Esta es una dieta que es opuesta a las dietas altas en grasa, en proteína, bajas en carbohidratos, dietas que se han convertido en las dietas de moda. La mayoría no han escuchado acerca de la dieta alcalina o el balance alcalino acido del cuerpo, pero doctores holísticos y nutricionistas frecuentemente proponen esta dieta porque se cree que este tipo de balance es necesario para permanecer saludables y prevenir enfermedades como el cáncer.

Por otro lado hay muchos doctores que no creen o apoyan a la Dieta Alcalina.

¿Por qué uno decide en tomar la dieta alcalina? Muchos creen que las enfermedades crónicas se pueden ayudar con la dieta Alcalina.

Actualmente no hay mucha información científica que apoye esta dieta en particular pero por la mayor parte las comidas que esta dieta te recomienda son comidas saludables que los doctores normalmente recomiendas.

Esta dieta puede ayudar aquellas personas que no se sienten bien cuando adoptan dietas bajas en carbohidratos o altas en proteínas. También puede beneficiar a aquellos llevan un estilo de vida lleno de estrés y que comen muchas comidas acidas.

LA HISTÓRIA DE LA DIETA ALCALINA

Para mantener tu cuerpo fresco y libre de enfermedades, tienes que comer comida apropiada llamada dieta alcalina o dieta acida alcalina. Básicamente es una teoría que cuando consumes una comida, después de varios procesos como la digestión, metabolismo y otros, deja un residuo alcalino o acido, el cual determina la naturaleza acida-alcalina de tu cuerpo.

La teoría de la dieta alcalina es basada en el hecho de que el pH de tu cuerpo es ligeramente alcalino, esto es 7.35 a 7.45 (en algunos textos es de 7.36 a 7.44).

Nuestra dieta debe representar este balance. Una interrupción en este balance causará problemas severos en el cuerpo. La naturaleza del líquido bien sea ácidos o alcalinos es determinado por la escala del pH.

Puede oscilar entre 0 (ácido muy fuerte) y 14 (alcalino muy fuerte). 7 es el punto neutral tanto del pH como del agua. Un pH por debajo de 7 muestra elementos acidos y mientras bajamos, volviéndose un ácido fuerte, y un pH por encima de 7 indica productos alcalinos, intensidad que incrementa hasta 14.

Estudios médicos de casi todos los tipos tienen raíces en dietas alcalinas aunque esta teoría no es respaldada por sociedades médicas convencionales.

Dietas que contienen 60% de alcalinidad deben ser usadas para mantener el balance del cuerpo. Uno tiene que usar dietas altamente alcalinas (80%) si el balance del cuerpo es interrumpido por el consumo intensivo de carnes, huevos, cremas y otras comidas acidas.

Vegetales, frutas bajas en grasa, tubérculos, cítricos frescos y otras comidas deben ser las preferidas cuando se habla de dietas alcalinas. Para incrementar la alcalinidad en el cuerpo, frutas pueden ser usadas como una buena fuente así como la mayoría de las frutas son ricas en alcalinidad. Un número muy reducido de frutas son ácidas.

Cuando se come comidas para este propósito, no se debe comer alimentos enlatados, procesados, endulzados o preservados ya que estos se vuelven altamente ácidos cuando son preservados debido al uso de diferentes químicos.

Los vegetales son altamente recomendados en la teoría de dietas alcalinas ya que estas ayudan de gran manera a que el cuerpo produzca elementos alcalinos.

Sentirás debilidad en vez de energía en tu cuerpo si estas comiendo carnes para producir energía en tu cuerpo ya que estos se convierten en agentes generadores de ácidos en tu cuerpo, tomando en cuenta que los médicos convencionales no creen que comer vegetales puede ser muy útil y persisten en recomendar carnes para energía.

Los vegetales, especialmente vegetales verdes, son excelentes fuentes de producción alcalina y puedes usarlos no solamente cocinados, ya que vegetales como la zanahoria, coliflor, tomates, y otros son usados tantas veces como quieras sin necesidad de cocinarlos.

Estos vegetales son deliciosos y son proveedores de un gran número de minerales. Minerales como el calcio, potasio y magnesio son la fuente real de elementos alcalinos y son muy buenos para el crecimiento y funcionalidad del cuerpo.

Nuestro cuerpo es transformado de ácido a ligeramente alcalino cuando estos minerales reaccionan con los ácidos presentes en el cuerpo.

CAPITULO 2

¿POR QUÉ DEBEMOS ADOPTAR LA DIETA ALCALINA?

Como seres humanos, necesitaos oxígeno para sobrevivir, simplemente no podemos vivir sin él. Ahora, aunque no eres un nutricionista, yo sé que tú sabes que el oxígenos no se encuentra en comidas cocinadas o procesadas, y que tampoco es encontrado en carne o queso.

El oxígeno es encontrado en la hermosa y verde clorofila. La clorofila es la sustancia encontrada en las plantas que las ayuda a absorber luz del sol y convertirla en energía útil.

Este es un buen consejo para ti; la clorofila esta químicamente relacionada a la sangre – la única diferencia es que el átomo principal en la hemoglobina (el transportador de oxígeno en la sangre) es hierro, mientras en la clorofila es el magnesio.

La clorofila contiene un fuerte elemento productor de sangre y se dice que puede incrementar las células rojas, mejora la circulación, alivia la inflamación (lo que es conocido por promover el angiogénesis o crecimiento de células cancerígenas), oxigena el cuerpo y contraataca los radicales libres. ¡Así es muchacho! ¡Esta cosa es buena! Así que al comer grandes cantidades de frutas frescas y vegetales verdes oscuros con hojas crudos llenaremos nuestros cuerpos de oxígeno líquido, el más importante elemento que nos mantiene vivos.

Aquí hay una pequeña lista para ayudarte a darte cuenta que estas lejos de estar privado de adoptar una dieta más alcalina:

Vegetales: pepinos, col rizada, brócoli, repollo, coliflor, apio, espinaca, acelga, lechuga, perejil, brotes de lentejas, cebollas, ajos, puerros, brotes de alfalfa, brotes de brócoli, frijoles verdes, calabaza de invierno, batatas, pak cho'i, zanahorias, etc.

Frutas: aguacate, tomate, lima, limón, manzana, sandias, uvas, bayas. (Note: limas, limones, y naranjas son frutas acidas pero realmente se vuelven alcalinas una vez son consumidas)

Hay muchísimas otros alimentos que puedes comer y no voy a mentirte – estas comidas no vienen en paquetes ni tampoco tienen un periodo de vida mayor a un par de días. Si son hechas en un laboratorio o tienen un periodo de vida más largo que tú, ¿Realmente QUIERES eso en tu cuerpo?

Podría seguir por muchísimo tiempo acerca de esto ya que hay tanta información pero lo más importante de todo es que estarás mejor si tu:

Comes alimentos crudos vivos que te dan oxígeno, enzimas, energía, minerales, vitaminas, pito nutrientes que pelean contra el cáncer, etc.

Comes alimentos que son bajos en glicémicos (alimentos que no suben tus niveles de azúcar en la sangre por las nubes).

Si debes comer carnes o productos lácteos debes comer solo alimentos orgánicos Y adopta una regla de una proporción de 80/20 o de 70/30 donde comas entre 80 y 70% de alimentos crudos y entre 30 y 30% de alimentos cocidos. Las enzimas en la comida cruda ayudan a tu cuerpo a deshacer la comida cocinada ya que son privadas de todas las enzimas durante el proceso de cocción dándole a tu cuerpo más trabajo aun y obligándolo a usar las enzimas almacenadas para otros procesos.

CAPITULO 3

¿CUÁLES SON LOS BENEFICIOS DE LA DIETA ALCALINA?

De acuerdo a expertos en nutrición, es un dieta acida la que es al menos parcialmente responsable por problemas comunes tales como envejecimiento prematuro y enfermedades crónicas. Se cree que condiciones de salud tales como la artritis y piedras en los riñones están relacionados con dietas que son conocidas por generar grandes cantidades de ácidos en el cuerpo.

Cambiar a una dieta baja en ácidos se cree que es capaz de incrementar la energía, reducir mucosidad, aliviar síntomas de irritabilidad y ansiedad, y puede incluso conllevar a menos dolores de cabezas e infecciones. Los científicos están en este momento estudiando la posibilidad de que la dieta alcalina tiene el poder de prevenir la perdida de densidad ósea, desperdicio de músculos, problemas del tracto urinario, y piedras en los riñones.

Si preguntas a personas que siguen esta dieta, ellos te dirán que están más saludables, más felices y más energéticos que sus contrapartes que siguen dietas bajas en carbohidratos.

Muchas personas se han encontrado con que sus propios problemas de salud han sido reducidos drásticamente o eliminados por completo una vez que adoptaron la dieta alcalina. La pérdida de peso es otro importante beneficio para aquellos quienes incorporan este tipo de comidas altamente alcalinas en su estilo de vida.

¿CÓMO SACARLE EL MÁXIMO PROVECHO A LA DIETA ALCALINA?

Puede ser útil referirse a una lista de comidas específicas, pero normalmente deberías enfocarte en comer una abundante cantidad de frutas y vegetales frescos todos los días. Las ensaladas son siempre una muy buena opción.

Asegúrate de consumir mucha agua, jugos de vegetales o té de hierbas. Evita comidas procesadas, comidas fritas, chocolate, comidas que contengan azucares agregados y comida chatarra.

En lugar de agregar sal o azúcar a la comida que prepares, trata de usar hierbas y especias que saludables y contengan gran sabor.

Y por último pero no menos importante, ten en cuenta que mientras más cocines tu comida menos nutrientes terminarán en tu cuerpo.

CAPITULO 4

ENTENDIENTO EL BALANCE ACIDO-ALCALINO

La salud es en realidad el balance entre todos los sistemas del organismo. Las células de nuestro cuerpo están tan interconectadas que cuando tu mejoras el balance de cualquiera de sus sistemas, mejora el balance y vitalidad del resto de los sistemas de los órganos.

Por ejemplo, al mejor la salud cardiovascular se mejora la función digestiva. Al mejorar las funciones del sistema nervioso, se mejora el sistema linfático, y posiblemente más importante, cuando mejoras el balance alcalino/acido en tu cuerpo, automáticamente mejoras cada uno de los otros sistemas en tu cuerpo al mismo tiempo.

Encontrar el balance comienza en nuestra corriente sanguínea, así como también reparar heridas, reducir inflamación, quemar grasa, construir huesos fuertes (revertir osteoporosis) e incrementar la energía y vitalidad.

Para funcionar adecuadamente, la sangre y otros fluidos deben mantener un balance acido/alcalino bastante estrecho. El cual es medido por el factor pH (hidrogeno potencial). El pH oscila entre 0-14 (muy acido a muy alcalino). Un pH por debajo de 7 es ácido y por encima es alcalino. Mantén en mente que cuando y si examinas tu pH siempre habrá una diferencia diez veces entre los dos números. Por ejemplo, un pH de 5.0 es mucho más ácido que un pH de 6.0.

19

El pH de la sangre no cambia fácilmente. El pH de nuestra sangre es entre 7.25 y 7.45, y si el pH de la sangre cae menor a ese rango, el cuerpo no puede funcionar apropiadamente.

Una enorme cantidad de energía es utilizada para mantener los niveles de pH, todo mientras se gasta las reservas de minerales del cuerpo, causando deficiencias y desordenes de salud.

Cuando mantenemos niveles adecuados de pH, las heridas se curan más rápidamente y los desafíos en la salud mejoran exponencialmente porque el cuerpo esta oxigenado y por lo tanto pude desintoxicarse y curarse a sí mismo.

Si las células son energizadas de esta forma, desarrollamos una fuerte inmunidad ante enfermedades y reduce significativamente nuestra probabilidad de tener cáncer.

La mejor manera de mantener niveles óptimos de pH así como también vitalidad óptima es a través de lo que comemos y bebemos y como reaccionamos al estrés. Para la dieta, si sigues una regla de 80/20, 80% alcalina y 20% acida, experimentaras todos los beneficios que un cuerpo balanceado tiene para ofrecer.

Echa un vistazo a la siguiente lista para que puedas ver qué tipos de comida hacen qué y donde tengas la oportunidad de incrementar tus comidas que forman elementos alcalinos. Ten en cuenta que todas las comidas deben ser orgánicas ya que TODOS los pesticidas son altamente ácidos.

COMIDAS QUE FORMAN ELEMENTOS ALCALINOS

Productos lácteos: acidophylus, suero, kéfir/yogur.

Frutas: manzanas, duraznos, aguacates, bananas, bayas, cantalupos, cerezas, grosellas, dátiles, higos, uvas, toronjas, guayabas, limones, limas, mangos, limones, nectarinas, melones, papayas, maracuyá/granadina/parchita, melocotón, peras, caquis, piñas, mandarinas, fresas/frutillas, pasas.

Vegetales: brotes de bambú, frijoles verdes, habas, judías verdes, coles, brócoli, repollo, remolacha, zanahorias, apio, coliflor, acelga, achicoria, cebollino, cole sin cabeza, pepino, diente de león verde, eneldo, dulce, berenjena, endivia, escarola, cole rizada, ajo, puerros, legumbres, quimbombó, cebollas, perejil, pastinacas, batata, ñame, pimientos, papas blancas, calabaza, rábano, nabo sueco, nabo, berro.

Carne: no hay carne que sea alcalina.

Nueces: almendras, coco, castañas.

Misceláneo: jengibre, miel, alfalfa, quelpo, trébol, menta, salvia, té verde, quínoa, semilla de lino, semilla de calabaza, todas las hierbas marinas o vegetales marinos o algas.

Minerales: Calcio, magnesio, potasio, manganeso.

COMIDAS ACIDAS

Granos: todos los productos que vienen en harina blanca, alforfón, trigo, maíz, cebada, avena, centeno.

Productos Lácteos: mantequilla, huevos, queso, queso cottage, crema, helado, natillas, leche.

Frutas: Jaleas o cualquier producto preservado, arándano, granadas, aceitunas.

Vegetales: alcachofa, espárragos, frijoles de garbanzo.

Carnes: Todas.

Nueces: maní, pistachos, nueces, macadamia.

Misceláneos: alcohol, café, chocolate o cacao, salmuera, caramelos, la mayoría de los aderezos ya que usan vinagre, drogas, jaleas, mayonesa, algunas especias, soda, falta de sueño, estrés, preocupación.

EXAMINANDO TU BALLANCE DE PH

Las fluctuaciones leves en el nivel de pH de tu cuerpo son rutina, lo cual es por lo que necesitas usar una de muchas formas disponibles de chequear tus niveles de pH y la mejor forma de hacerlo es determinar el estado del pH de tu sistema.

Al monitorear el nivel de tu pH por un periodo de tiempo, te será posible notar cualquier patrón de acides o alcalinidad en tu cuerpo, de esta forma sabrás si necesitas tomar alguna acción para corregir este desbalance. Deberías buscar métodos para medir tu pH, aquí hay tres maneras de empezar a examinarlo.

TOMAR UNA MUESTRA DE SANGUE

Probablemente la forma más fácil de examinar tu nivel de pH es extraer una muestra de sangre de tu cuerpo y hacer que la examine un doctor. El flebólogo entonces maneja un microscopio celular en vivo para ver el nivel de pH en tu cuerpo. La sangre de un ser humano saludable se supone que debe tener un pH que oscila entre 7.35 a 7.45. Cualquier valor por debajo o por encima de este rango puede tener un gran impacto en tu salud.

Aunque escoger una prueba de sangre es la forma más precisa de determinar tu pH, esta puede ser una actividad costosa y puede tomar mucho tiempo. Por lo tanto, no es la mejor opción si estas planeando ver tu nivel de pH en un periodo de tiempo específico.

MEDIR TU SALIVA

Nuestra recomendación es que completes tu examen de saliva cada mañana inmediatamente después de levantarte y antes de ingerir cualquier tipo de comida ni cepillarte los dientes. Comienza por tragar toda la saliva en tu boca, luego extrae saliva nueva y también trágala.

Haz esto dos veces más mientras preparas un plástico o tira de papel. Cuando extraigas saliva por tercera vez, inmediatamente escúpela en el pedazo de plástico o tira de papel y presta atención en un valor en particular (la intensidad) en la carta de colores, al contrastar estos colores se te hará fácil chequear tu nivel de pH.

Según ha sido explicado por médicos profesionales, el pH óptimo de la saliva al levantarse debe ser entre 6.2 y 6.8. Este valor entonces se mueve a valores más altos (7.2 a 7.4) durante el día.

El único problema con esta prueba sería que los resultados pueden ser alterados por alguna comida que pudieras haber tenido antes de aplicar la prueba. Y es por esto que debes asegurarte que hacerte la prueba antes de hacer cualquier otra cosa. También es recomendable que aunque el papel no es toxico, no debes colocarlo en tu boca.

FINALMENTE: HAZ UNA PRUEBA DE ORINA

La prueba de orina es quizás la mejor manera de averiguar cuál es tu índice de pH especialmente si necesitas una medida bastante precisa.

Al despertar, y mientras te diriges a tu primera "llamada de la naturaleza" del día, espera hasta que vayas a la mitad de tu actividad y luego rápidamente moja tu tira de papel de prueba de pH (o de plástico) en la corriente de orina e inmediatamente compara el color de la tira de papel con la carta de colores de pH.

Para resultados precisos, la velocidad de observación pude jugar un papel muy importante. Esto se debe a que el pHydrion (el compuesto usado para crear las tiras de prueba de pH) promueve la evaporación y si te tardas el color puede cambiar causando un resultado alterado. El pH óptimo de la orina debe ser entre 6.2 y 6.8.

En conclusión, debes entender que para obtener un resultado preciso de tu nivel de pH no debes confiar solamente en un método. Varios factores como el estrés, el tipo de comida que ingieres, además de tus actividades del día a día pueden alterar tus niveles de pH.

Por lo tanto, se recomienda utilizar cualquier de los métodos anteriormente mencionados para examinar tus niveles de pH. Deberías probar tu nivel de pH varias veces al día por al menos 4 días consecutivos para estar más seguro.

CAPITULO 5

COMIDAS ALCALINAS QUE PUEDES COMER Y LAS QUE DEBES EVITAR

Es muy importante mantener un balance en la vida en todos los aspectos de vivir. Demasiado de algo bueno también puede ser algo malo. El rango óptimo de los elementos alcalinos y ácidos debe ser de 80% y 20%. Si uno puede mantener estos niveles, no solo rejuvenecerá tu salud y juventud pero además te protegerá de varias enfermedades. Para poder lograr este rango, uno debe aprender acerca de las diferentes comidas acidas alcalinas.

Las comidas acidas alcalinas pueden ser fácilmente escogidas si se conoce la naturaleza de esas comidas. La mayoría de las comidas que son alcalinas son mayormente frutas y vegetales. Los higos contienen un gran índice alcalino. Es esa la razón por la cual son recomendados para las personas con problemas de salud. Incluso la banana ha ayudado en el mismo problema.

El ajo es un vegetal sanador y es altamente alcalino. El brócoli, el repollo, los guisantes, brotes, y mayormente todos los vegetales son alcalinos. Aquellos de nosotros que queramos consumir comidas dulces mientras intentamos mantener nuestros niveles alcalinos debemos considerar usar stevia ya que es un endulzante alcalino opuesto al azúcar.

Aparte de los arándanos todas las demás frutas son alcalinas por naturaleza. Los arándanos son frutas que producen elementos ácidos y no debe ser consumido en grandes cantidades.

Para todos aquellos que aman la carne carteles de la tabla de comidas acidas alcalinas pueden realmente ayudar a mantener un balance entre comer saludablemente y comer alimentos deliciosos. Al evitar carnes rojas y pescado, ostras, puerco, y otras carnes pude ayudar a reducir la acides en nuestros cuerpos.

Por otro lado, las pechugas de pollo son alcalinas igual que los huevos. En las tablas de comidas acidas alcalinas se puede apreciar por que el vegetarianismo se ha vuelto tan popular hoy en día. El vegetarianismo consume muchas frutas y vegetales lo que hace que los niveles alcalinos son más altos que los ácidos. Sin embargo, la leche no es una buena apuesta para aquellos que necesitan sus mantener balanceados sus niveles de alimentos ácidos alcalinos. Incluso la leche de soya es acida.

Uno de los ingredientes más importantes a la hora de mantener el balance acido alcalino en las comidas es el agua mineral. El agua no solo limpia nuestro sistema sino que también reduce los niveles ácidos en tu organismo.

Las comidas acidas alcalinas no son acidas o alcalinas en su esencia. Es justo que lo dijimos anteriormente, las comidas cítricas son ácidas aunque tienen un efecto alcalino en lo que son consumidos lo que le da un efecto alcalino al pH de la orina.

Las comidas que tienen un efecto ácido en el pH de la orina se dice que son ácidos a diferencia de las comidas que tienen un efecto alcalino en el pH de la orina.

La proporción de 4 a 1 puede mantenerse fácilmente sin las comidas acidas alcalinas son consumidas en la misma proporción.

Los tipos de comidas que uno come pueden tener un efecto en el balance del pH del cuerpo. El cuerpo es más alcalino en oposición al alcalino. Uno debe, por lo tanto, consumir comidas que alcalinizan después del metabolismo. Esto quiere decir que dejan residuos de mineral alcalino los cuales son usados por el cuerpo en diferentes funciones.

En pocas palabras, mantener una dieta alcalina te ayudara a prevenir la acumulación de acidez metabólica, la cual es responsable por las enfermedades autoinmunes y degenerativas.

Las comidas alcalinas son naturales, usualmente vegetales verdes con hojas, nueces, semillas, algunos tipos de frutas y aceites saludables.

En el próximo capítulo seleccioné las más populares y sabrosas recetas de comidas alcalinas que puedes adoptar que te ayudaran a conseguir una salud óptima.

CAPITULO 6

RECETAS ALCALINAS

GACHAS DE AVENA FUNDIDAS CON QUINOA Y VAINILLA AL ESTILO CHAI

Hay realmente pocos más prácticos y populares desayunos que la avena para prepararte con un comienzo de tu día nutricional y cálido. La avena es una gran fuente de nutrientes, incluyendo mucha fibra y carbohidratos complejos para mantenerte lleno hasta el almuerzo. Es bien conocido que un buen desayudo te ayuda a mejorar tu humor y niveles de concentración, además reducen las posibilidades de que intentes conseguir un croissant, un pastel o un biscocho de chocolate a las 11 de la mañana.

Porciones: 2

INGREDIENTES:

1 copa de quínoa seca (preferiblemente orgánica)

2 copas de agua (preferiblemente alcalina)

1 vara de canela (o ½ cucharada)

1 ½ cucharadas pequeñas de jengibre molido o 1 pulgada de raíz de jengibre fresca rallada finamente

½ cucharada pequeña de nuez moscada molida (preferiblemente recién rallada)

½ de taza de crema o leche de coco (dependiendo de cuan cremoso lo prefieras)

La piel de ½ limón rallado (o lima)

1 frijol de vainilla o esencia de vainilla

Espolvorea media puñado de nuez o semillas molidas a tu gusto

Opcional: yogur de coco.

Opcional: clavos de olor rallados

Opcional 1 manzana molida (si esta entre madura y verde)

INSTRUCCIONES

Primero prepara la quínoa según los indique el empaque

Una vez que la quínoa esté cocida y drenada, agrégala de nuevo a la sartén y mézclala con las especias chai (canela, jengibre, nuez moscada, y clavos de olor si ya los has mezclado en un mortero) luego agrega la leche de coco junto con la vainilla.

Puedes escoger entre la crema o leche de coco dependiendo de cuan espesa la quieras.

Cuando esté listo, agrega la manzana rallada si decidiste usarla, justo al final.

Déjala entibiarse y luego sírvela en un bol grande. Para servir, agrega la piel de limón rallada encima y también agrega canela rallada. Finalmente coloca las semillas y nueces molidas (con este plato en especial se recomienda semillas de sésamo)

Como complaciente extra puedes servirlo con una porción de yogur de coco, el cual es alcalino y ¡DELCIOSO!

¡Comer mientras este caliente!

RESUMEN NUTRICIONAL

Esta comida es bastante baja en colesterol y sodio. Además también es una buena fuente de magnesio, cobre y manganeso.

Clasificación Alcalina: Neutral

DESAYUDO DE SALSA DE FRIJOL ALCALINA

Un desayuno alcalino que te llena de calidez. Genial para prepararte para el dia.

Porciones: 2

INGREDIENTES:

1 lata de judías (preferiblemente orgánicas)

4 cebollas de primavera

6 tomates cherry

1 puñado de albahaca

2 puñados de espinaca

2 dientes de ajo

1 aguacate

½ limón

Aceite de oliva

Sal del Himalaya y pimienta negra

Instrucciones:

Corta las cebollas de primavera bruscamente, pica los tomates cherry a la mitad, y luego corta finamente los clavos de ajo. Ahora, deberás usar una sartén de tamaño considerable y poner a hervir un poco de agua (alrededor de 50 ml o menos) y fríe con vapor por un minuto. Ahora agrégale los tomates cherry, las judías y las cebollas de primavera hasta que todo este suave.

Luego agrégale la albahaca y la espinaca hasta que este marchitado y sazónalo con la sal del Himalaya y pimienta negra.

Mientras esto se cocina prepara una ensalada and pica el aguacate y voila.

Sirve la mezcla de la salsa de frijol con la ensalada y los aguacates a la mitad, con limón y aceite de oliva rociada por todo encima.

RESUMEN NUTRICIONAL

Esta comida e bastante baja en colesterol. Además en una buena fuente de fibra de dieta, vitamina A, vitamina C, ácido fólico y manganeso, y también es una muy buena fuente de vitamina K.

Clasificación Alcalina: altamente alcalina.

PURÉ DE GARBANZO Y COL RIZADA

¿Alguna vez has pensado hacer un delicioso puré sin usar papas y haciéndola un poco mas interesante? Esta receta es absolutamente deliciosa y usa ingredientes altamente saludables y alcalinos como la col rizada, el ajo, y los garbanzos.

Este puré tienen una abundancia de diferentes sabores que los da el tomillo y los chalotes. Puedes servir este plato como plato principal o como contorno junto a pescado fresco.

Porciones: 2

Tiempo de preparación: 15 minutos

INGREDIENTES:

3 cucharadas de ajo, cortados en pedazos pequeños

1 chalote cortado en pedazos pequeños

1 manojo de col rizada

400 gramos de garbanzo (cocinados de acuerdo al empaque)

2 cucharadas de aminos líquidos Bragg (alternativa: salsa de soya)

2 cucharadas de aceite de oliva extra virgen o aceite de coco

½ cucharada de tomillo fresco o seco

Sal marina celta o cristales de sal del Himalaya

INSTRUCCIONES

Fríe gentilmente los chalotes y los ajos picados en el aceite de oliva en fuego medio alto hasta que se torne marrón dorado. Ten cuidado de no quemarlo, de otra forma el ajo de torna amargo.

Agrega la col rizada cuando ya esté lavada y drenada, y revuélvela en el aceite, ajo y cebolla. Después de que la col rizada de haya freído un poco, agrega los garbanzos y cocínalos por al menos 6 minutos.

Agrega los ingredientes restantes y revuélvelos. Comienza a aplastar los garbanzos con un tenedor. Puedes aplastarlos tanto como quieras que quede tu puré.

¡Disfruta!

RESUMEN NUTRICIONAL

Esta comida es bastante baja en colesterol. También es una buena fuente de fibra dietética, vitamina C y vitamina B6, y una muy buena fuente de vitamina A, vitamina K y manganeso.

Clasificación alcalina: Altamente Alcalina

COMBINACIÓN DE GARBANZO Y AGUACATE

¡Garbanzos combinados con aguacate para obtener extra fibra y proteínas!

Porciones: 2-3

Tiempo de preparación: 10 minutos

INGREDIENTES

1 lata de garbanzos, drenados

1 un aguacate maduro

Sal del Himalaya y pimienta negra quebrada

Aceite de lino

1 pizca de comino

Opcional: hiervas de tu elección – cilandro, albahaca o perejil

INSTRUCCIONES

Mezcla los garbanzos con los pedazos de aguacate, sal y pimienta junto al comino y hiervas

Aplástalos juntos dejando algunos garbanzos intactos

Rocíalos con aceite de lino y agrega pimentón y sirve!

También puedes colocar esto en tu wrap de ensalada o vegetales para una comida que completa

RESUMEN NUTRICIONAL

Esta comida es baja en sodio y mucho más baja en colesterol. Además en una buena fuente de proteínas, vitamina C, ácido fólico, calcio, magnesio, cobre, y una muy buena fuente de vitamina A, vitamina K y manganeso.

Clasificación Alcalina: Moderadamente Alcalino

HAMBURGUESAS DE ESPINACAS AJO Y TOFU LIBRE DE GLUTEN

¿Quién dice que no puedes ser saludable comiendo hamburguesas? Con estas hamburguesas de espinaca, ajo y tofu libre de gluten puedes obtener todo el sabro que tanto anhelas y los nutrientes que tanto necesitas.

Porciones: 2-4

INGREDIENTES

16 onzas de espinaca congelada (orgánica), descongelada

15 onzas de tofu firme

¾ tazas de avena enrollada libre de gluten

½ cebolla, picada

3-4 dientes de ajo grandes, picados

¼ taza de mezcla LSA

1 cucharada de pimiento picante molido

Sal del Himalaya y pimienta negra al gusto

1 cucharada pequeña de comino

¼ de aceite de coco

Opcional: una pizca de amino liquido Bragg

INSTRUCCIONES

Desmorona el tofu y mezcla todos los ingredientes juntos en un bol. Déjalos asentarse unos minutos de manera que la avena pueda absorber algo del líquido de la espinaca

Si la mezcla no está suficiente húmeda como para mantenerse junta, puedes agregarle agua. Agrégale el Bragg si lo deseas

Haz empanadas con tus manos y fríelas con un poco de aceite de oliva. Cocínalas por 6-10 minutos por cada lado, volteándolas cuidadosamente ¡Sírvelas con una buena ensalada!

RESUMEN NUTRICIONAL

Esta comida es baja en sodio y muy baja en colesterol. Además es buena fuente de proteína, vitamina C, ácido fólico, calcio, magnesio y cobre, y una muy buena fuente de vitamina A, vitamina K y manganeso.

Clasificación alcalina: Moderadamente alcalina

DELISIOSA PASTA DE LIMÓN

Es alcalina, llena, es deliciosa y muy, muy rápida de preparar.

Porciones 2:

INGREDIENTE

Pal de espelta (suficiente para dos)

1 cabeza pequeña de brócoli

1 puñado de guisantes

2 dientes de ajo

1 calabacín pequeño

1 tomate

½ cebolla roja

2 puñados de espinaca y cualquier otro vegetal verde con hoja

El jugo de 1 limón

1 cucharada pequeña de aceite de coco

Aceite de oliva

Sal del Himalaya y pimienta negra al gusto

INSTRUCCIONES

Primeramente cocina la pasta. Corta todos los verdes a un tamaño y forma que te agrade y cocina el brócoli muy ligeramente, al igual que los guisantes, cebolla roja, y calabacín en el aceite de coco.

Una vez que la pasta este lista, drénala y agrégala a la sartén junto con los verdes, agrega los tomates cortados y revuelve en el limón

Cuando este todo listo, sírvelo en un bol y rocíale un poco de aceite de oliva

Opcional: Me encanta el chile, así que le agrego un poco al final de la preparación ¡Sabe bien, está fresco, y un poco picante!

RESUMEN NUTRICIONAL

Esta comida es bastante baja en colesterol y sodio. Además es una muy buena fuente de vitamina C, así como también de vitamina K.

Clasificación Alcalina: Moderadamente alcalina

PASTA CON CALABAZIN CREMOSO

Un plato enteramente alcalino con pasta cruda.

Porciones: 2

INGREDIENTES

1 calabacín

1 bolsa de rúcula

½ cebolla roja

1 un puñado de espárragos

12 hojas de albahaca

4 tomates

4 dientes de ajo

4 porciones de espelta de pasta de vegetales

Aceite de oliva

Opcional: Udo's para la salsa

INSTRUCCIONES

Comienza cocinando la pasta, una vez que esté lista, asegúrate de removerla del fuego antes de que se ponga pegajosa y esponjosa. Rocíala con aceite de oliva sí parece que se va a pegar y convertir en una bola gigante de pasta

Mientras se prepara la pasta, corta finamente la cebolla roja, y corta los tomates en pedazos pequeños. Ponlas a un lado junto a un puñado de Rúcula

Ahora es tiempo de preparar la salsa – coloca un calabacín cortado en pedacitos, la Rúcula restante, la albahaca, y el ajo en la licuadora con un buen rociado de aceite de oliva o aceite Udo's and licúalos hasta que se torne una salsa espesa y verde clara. Agrega sal y pimienta al gusto

Ahora, revuelve la salsa con la pasta (puede ser tibia si quieres pero NO COCINAELA) colócala en un bol y colocale los tomates encima junto con la cebolla roja y Rúcula y ¡voila!

Una pasta completamente cruda, alcalina y que llena. ¡Brillante!

RESUMEN NUTRICIONAL

Esta comida es baja en grasas saturadas y muy baja en sodio. Además es una muy buena fuente de ácido fólico y manganeso, así como también de vitamina A, vitamina C y vitamina K.

Clasificación Alcalina: Moderadamente Alcalina

SALTEADO PURIFICADOR DE CHILE-LIMA

Esta comida es 100% alcalina, saludable y deliciosa con muchos ingredientes purificantes.

Los siguientes ingredientes tienen gran sabor pero si prefieres puedes usar los vegetales verdes que prefieras o tengas ala mano. La col rizada funciona perfectamente bien.

Porciones 2

INGREDIENTES

Pak-Choi

Zanahorias

Guisantes

Brotes de frijol

Brócoli

Repollo (verde o rojo)

Calabacín

Jugo fresco de lima

Chile

Cilantro

Caldo de verduras

Arroz silvestre

INSTRUCCIONES

Primeramente, corta el chile en pedazos finos y machácalos junto al cilantro en un mortero, mientras le agregas el jugo de lima para crear un aderezo o salsa. Luego colócalo aparte para ser agregado después

Ahora corta todos los vegetales en pedazos finos (para que se cocinen rápidamente). Cocínalos al vapor hasta que estén ligeramente cocidos (aun un poco crujientes)

Ahora coloca todos los ingredientes sobre una cama de arroz recién cocinado y cúbrelos con cilantro la salsa de chile, cilantro y lima

Servir bien caliente con una gran sonrisa.

Lo hermoso de este plato es su simpleza, y otra opción es agregarle langostinos se te gusta la comida de mar.

Para este plato no he indicado cantidades ya que es mejor que las consigas por ti mismo. Además, por supuesto, siéntete libre de usar los vegetales que estén disponibles.

RESUMEN NUTRICIONAL

Esta comida es bastante baja en grasas saturadas y colesterol. Además es una gran fuente de fibra dietética, tiamina, riboflavina, vitamina B6, hierro, magnesio, fósforo y potasio, y una muy buena fuente de vitamina A, vitamina C, vitamina K, ácido fólico y manganeso.

COMIDA DE PODER ENERGIZANTE

Aquí esta nuestra Comida de Poder Energizante. Es deliciosa, llena y solo requiere 10 minutos de preparación. Es vibrante, colorido y lleno de anti-oxidantes.

Porciones: 2

Tiempo de preparación: 10 minutos

INGREDIENTES

¼ repollo rojo cortado en rodajas finas

2 puñados de hojas de espinacas

2 tomates maduros cortados en rodajas

½ cebolla roja cortada en rebanadas

4 cebollas de primavera cortadas en rebanadas

½ pepino cortado en varas finas

1 zanahoria cortada en pequeñas varas o en espiral

½ brócoli cortado en pequeñas partes

Un puñado de brotes de frijoles

1 porción de fideos de soba

1 puñado de hojas e cilantro

El jugo de una lima

Salsa de soya

Opcional: un puñado de brotes de alfalfa

INSTRUCCIONES

Rasga el cilantro y exprime el jugo de limón encima para marinarlo un poco

Corta todo en rebanadas y prepara los fideos de soba

Mézclalos juntos en un gran bol para ensaladas con la salsa de soya y ¡a comer!

Esta comida es 100% cruda pero con la calidez y substancia de los fideos

Si   quieres mantener esta comida alcalina entonces puedes usar Bragg ya que la salsa de soya es acida en el cuerpo.

RESUMEN NUTRICIONAL

Esta comida es muy baja en colesterol y grasas saturadas. También es una fuente de fibra dietética, tiamina, vitamina B6, ácido fólico, magnesio y potasio, y una muy buena fuente de vitamina A, vitamina C, vitamina K y manganeso

ZANAHORIAS GUISANTES Y BROCOLI EN SALSA DE CURRY DE COCO

El brócoli junto con la zanahoria, guisantes y leche de coco más el polvo de curry le dan a este plato una abundancia de sabores

Aparta del gran gusto, el brócoli, los guisantes, y las zanahorias son muy saludables y alcalinas ya que entre ellas contienen altos niveles de vitamina C, fibra dietética, antioxidantes y minerales

Esperamos que disfrutes este delicioso curry tanto como nosotros lo hicimos y siéntete libre de mezclarlo con otros vegetales

Porciones: 4

Preparación: 30 minutos

INREDIENTES

500 gramos de brócoli

400 gramos de zanahorias

200 gramos de guisantes frescos o congelados

2 cebollas de tamaño mediano

3 dientes de ajo

200 ml de leche de coco (sin endulzar)

200 ml de caldo de verduras libre de levadura

1 limón

2 cucharada de aceite de coco

2 cucharadas de polvo de curry

Opcional: sal del Himalaya o sal marina celta

Pimienta negro recién molida

INSTRUCCIONES

Pela las cebollas y córtalas en pedazos pequeños

Pela los dientes de ajo y córtalos en pedazos pequeños

Lava y drena el brócoli y las zanahorias. Separa los floretes de brócoli del tallo y córtalos en rebanadas cortas

Calienta 2 cucharadas de aceite en una gran sartén. Fríe la cebolla gentilmente, junto con el ajo y el polvo de curry. Rostízalo levemente

Agrega el brócoli y las zanahorias, sazónalo con un poco de sal y fríelo un poco. Vierte la leche de coco y el caldo de verduras, sazónalo con ½ cucharada de la cascara limón rallada y cubre la sartén con una tapa. Cocina gentilmente por 12 minutos

Sazona el curry con sal, pimienta, 1 cucharada de limón y polvo de curry. Rápidamente regrésala al fuero hasta que hierva y luego sirve

RESUMEN NUTRICIONAL

Esta comida es baja en sodio y muy bajo en colesterol. Además es una gran fuente de fibra dietética, ácido fólico y manganeso así como también de vitamina A, vitamina C, vitamina K

¡ESTOFADO CATALAN ALCALINO!

Un estofado delicioso, cálido y que llena

Porciones: 4

Tiempo de preparación: 30 minutos

INGREDIENTES

6 cucharadas de aceite de oliva

1 cebolla española grande picada

2 bulbos de hinojo cortados

1 chile rojo picado finamente

1 cucharada de semillas de hinojo molidas

2 dientes de ajo molidas

½ cucharada pequeña de pimentón dulce en polvo

1 cucharada de hojas de tomillo

1 cucharada pequeña de hilos de azafrán (opcional)

3 hojas de laurel frescas

1 tomate de ciruela

250 ml de agua o caldo de pescado

650 gramos de pescado blanco firme (brema, abadejo, bacalao, rape) fileteado o tofu

100 gramos de almendras tostadas molidas

1 limón cortado en porciones

Quínoa y verdes primaverales

INSTRUCCIONES

Calienta un poco de agua en una sartén grande y saltea las cebollas, hinojo, chile, granos de hinojos molidos por unos pocos minutos

Agrega el pimentón dulce, tomillo, azafrán, hojas de laurel y tomates y cocina hasta que se convierta en una salsa espesa

Agrega el caldo de pescado (o agua) y hiérvelo a fuego lento

Coloca los pedazos de pescado o de tofu y revuelve con las almendras

Calienta por un minuto o dos and sirve con verdes para sazonar y pedazos de limón

RESUMEN NUTRICIONAL

Esta comida es baja en sodio y muy baja en colesterol. También es una buena fuente de vitamina C, calcio y manganeso.

MINESTRONE ALCALINO

¡Minestrones abundante en bondad!

Porciones: 2

Tiempo de preparación: 30 minutos

INGREDIENTES

½ taza de berenjena

½ taza de batata

½ taza de calabacín

½ taza de zanahoria

¼ de cebolla roja

2 clavos de ajo

½ taza de frijoles

1 cucharada de aceite de coco

1 taza de caldo de verdura

1 taza de jugo de tomate (fresco o comprado)

Sal del Himalaya y pimienta negra

INSTRUCCIONES

Lava y corta las papas, berenjena, y el calabacín y corta la zanahoria y cebolla

En una sartén grande, saltea gentilmente estos ingredientes en el aceite de coco por alrededor de 2 minutos

Agrega los frijoles, caldo de verdura y jugo de tomate

Cocina a fuego lento por 8-10 minutos

Revuélelo con albahaca y sazona al gusto

HECHOS NUTRUCIONALES

Cada porción contiene el siguiente valor alimenticio

Proteína 10%

Vitamina A 332%

Vitamina C 114%

Vitamina E 10%

Vitamina K 624%

Riboflavina 11%

Vitamina B6 12%

Ácido Fólico 57%

Calcio 10%

Hierro 15%

Magnesio 20%

Potasio 24%

Manganeso 58%

Fibra Dietética 11%

Esta comida es baja en sodio, y muy bajo en colesterol. Es una gran fuente de fibra dietética, vitamina K, vitamina B6, potasio y manganeso, así como también una gran fuente de Vitamina A y vitamina C

SOPA DE VEGETALES Y FRIJOLES ALCALINA

El ingrediente principal de esta sopa toscana son vegetales y frijoles lo que hace que esta sopa no solamente deliciosa sino que también es altamente nutricional y alcalina

Porciones: 2

INGREDIENTES

250 gramos de vegetales verdes (una selección de repollo verde, espinaca y Rúcula funcional realmente bien)

1 zanahoria

1 vara de apio

2-3 dientes de ajo

60 gramos de pan germinado del día anterior (o alguna alternativa más saludable)

1-2 ramitas de romero

4 cucharadas de aceite de oliva

1 litro de caldo de verdura libre de levadura (orgánico si es posible)

1 lata de frijoles blancos pre-cocidos

1 cebolla roja

Sal marina celta o sal del Himalaya

Pimienta negra recién molida

INSTRUCCIONES

Lava los vegetales verdes y córtalos. Pela la zanahoria, lava la vara de apio y corta ambos en tiras y luego en pequeños cubos. Pela los dientes de ajo y córtalos en pedazos muy finos. Corta el pan germinado en partes con formas de cubo. Lava las ramitas de romero, quítales las agujas y córtalas en pedazos pequeños

Calienta gentilmente 1 cucharada de aceite en una cacerola grande. Agrega la zanahoria, el apio y el ajo y fríelos muy brevemente en el aceite. Revuelve el resto de los vegetales juntos con el romero

Agrega el pan y el caldo y deja que caliente. Reduce el fuego a media medida y cobre la cacerola con una tapa. Cocina los vegetales por alrededor de 15 minutos hasta que empiecen a ablandarse.

Drena los frijoles enlatados en un colador y deja que el agua corra a través de ellos hasta que toda el agua haya sido drenada fuera de ellos. Agrega los frijoles a la sopa y déjalos cocinar alrededor de 25 minutos mientras lo revuelves ocasionalmente. La idea es que la sope se espese. Prueba la sopa sazónala al gusto con sal y pimienta

Aquí tienes dos opciones: puedes dejar la sopa a que se enfríe y gentilmente recalentar como lo hacen los italianos o pelar las cebollas justo después de cocinarla y cortarla en tiras muy finas. Pon las tiras de cebollas in un pequeño plato y pon la cacerola de sopa directamente en la mesa. Toma tanta Ribollita como quieras rocía sobre las tiras de cebolla y pon encima unas gotas de aceite de oliva.

¡Buon appetito!

RESUMEN NUTRICIONAL

Esta comida es baja en grasas saturadas y muy bajo en colesterol. Además también es una muy buena fuente de fibra dietética, proteína, vitamina B6, calcio, hierro, magnesio y potasio al igual que vitamina A, vitamina C, vitamina K, ácido fólico y manganeso

SOPA TOM YUM ALCALINA

Rico y picante, y refrescante al mismo tiempo ¿Que más puedes pedir?

Porciones: 2

Tiempo de preparación: 25 minutos

INGREDIENTES

1 rama de hierva de limón

1-2 chiles rojos

½ cebolla marrón cortada en pedazos grandes

Una cantidad pequeña, dos tiras de malanga

Una cantidad similar de jengibre fresco

2 hojas de lima Keffir

2 dientes de ajo

2 tomates picados en cuatro partes

Un puñado de cilantro

Amino liquido Braggs o salsa de soya (Bragg es mas alcalino)

600 ml de caldo de vegetales

INSTRUCCIONES

Primero, prepara todos los sabores. Corte algunas tiras finas de jengibre y galanla, corta el tallo del chile y aplástalo con la parte plana del cuchillo (no necesitas cortarlo), corta el limón de hierva en pedazos de 1.5 pulgadas y aplástalos. Aplasta el ajo y rasga las horas de lima en dos. A este punto ya debes sentir los diferente olores

Ahora agrega todas esas piezas llenas de sabor en una cacerola y viérteles el caldo y la cebolla. Una vez que empiece a hervir agrégale el tofu. 2 minutos después agrégale el tomate y un minuto después añádele el cilantro y brotes de frijoles si así lo quieres, luego remueve del fuego y sirve inmediatamente

La sopa debería estar caliente y deliciosa. Si la quieres más dulce y estas más que feliz de que sea menos del 100% alcalina, puedes agregarle una pizca de azúcar morena. Sazónalo con sal y pimienta.

Personalmente, me encanta sin azúcar, pero el azúcar ayuda a reducir el impacto del chile.

RESUMEN NUTRICIONAL

Esta comida es sumamente baja en colesterol y sodio. Y también es una excelente fuente de proteína, vitamina A, vitamina K, vitamina b6, ácido fólico, hierro, magnesio, fosforo, potasio, cobre, y una fuente muy buena de vitamina C, calcio y manganeso.

SOPA ALCALINA DE TOMATE Y AGUACATE

¡Deliciosa, servido caliente o frio!

Porciones: 2

INGREDIENTES

5 tomates maduros y grandes (preferiblemente de árbol)

1 aguacate maduro

1 cebolla de primavera

¼ taza de almendras molidas (molidas por ti mismo, no en paquetes)

1 taza de caldo de verdura suiza

¼ cucharada pequeña de semilla de eneldo

Una pizca de mienta de chile

Sal del Himalaya y pimienta negra molida al gusto

INSTRUCCIONES

Lava y drena los vegetales. Pela las zanahorias y córtalas en rebanadas. Corta el cebollín en varas gruesas. Ceca las hojas de espinacas y déjalas reposar en un plato llano

Coloca el aceite de oliva en un plato amplio aprueba de horno a fuego lento. Añade las zanahorias y pimientos, y sazona con pimienta y sal al gusto. Cubre el plato y cocina gentilmente por alrededor de 30 minutos o hasta que los vegetales estén tiernos

Revuelve el calabacín y cubre de nuevo y cocina por alrededor de 10 minutos. El calabacín debería ser tierno pero aun tener su color

Para servir coloca la ensalada aún caliente con sus jugos sobre las hojas de espinacas

SOPA DE TORTILLA

Llena, está lleno de proteínas y nutrientes crudos

Porciones: 4

Tiempo de preparación: 20 minutos

INGREDIENTES

500 ml de agua (alcalina)

2 cucharadas pequeñas de caldo de verdura o un cubo de caldo de vegetal libre de levadura

1 un aguacate maduro

½ pimiento rojo

1 tomate

½ puñado de cilantro

2 puñados grandes de espinaca

2 dientes de ajo

1 lima

1 maíz en la mazorca (alrededor de 4 pulgadas)

1 chile/jalapeño a tu gusto

Una pizca de pimienta negra y de sal del Himalaya (o de sal del mar celta)

Un envoltorio de tortilla germinado

INSTRUCCIONES

Corta tu tortilla en rebanadas de 1 cm de ancho por 5 cm de largo y tuéstalo en la parrilla

Hierve el agua alcalina en una sartén grande y disuelve el cubo de caldo de vegetales para hacer un caldo de verdura

Corta los pimientos y tomates y rasga el cilantro

Pela y pica el aguacate

Rebana el ajo

Rebana el chile o jalapeño a tu gusto

Lava y corta la espinaca y seca con una toalla de té

Ahora finalmente prepara el maíz rebanando los granos de la mazorca con un cuchillo afilado

Pon todo en el caldo y cocina

ENSALDA DE QUINOA ALCALINA

Llena, está repleta de proteínas y nutrientes crudos

Porciones: 2

Tiempo de preparación: 10 minutos

INGREDIENTE

15 tomates cherry

1 porción de quínoa

1 zanahoria

1 aguacate

1 remolacha

Un puñado de guisantes bebes

Un puñado de albahaca

Una buena pizca de hojas de salvia

Una pizca de sal saludable (Celta, Himalaya, etc.)

Una piza de pimienta negra

Un aderezo de aceite de oliva con jugo de limón

INSTRUCCIONES

Mezcla una parte de quínoa en 5 partes de agua, ponlo a hervir y llévalo a fuego lento hasta que el agua sea absorbida

Cocina al vapor los guisantes bebes por algunos minutos y luego ponlos aparte

Ralla o usa un rebanador espiral para la zanahoria y la remolacha en un bol

Rebana tu aguacate como gustes y luego agrega todo en un bol grande con las hiervas

Corta los tomates a la mitad, rocía con aceite de oliva y coloca a la parrilla por unos 5 minutos

Mézclalo todo en un bol grande y agrega el aderezo de aceite de oliva y jugo de limón

RESUMEN NUTRICIONAL

La comida es baja en sodio, y muy baja en colesterol. También es una buena fuente de fibra dietética, vitamina C, ácido fólico, y manganeso, también es una gran fuente de vitamina A y vitamina K

ENSALADA DE COL RIZADA

Una ensalada 100% alcalina – un contraste en sabor y textura de la col rizada con las batatas

Porciones: 2

Tiempo de preparación: 10 minutos

INGREDIENTES

1 puñado grande de col rizada

2 zanahorias

2 puñados de tomates cherry

El jugo de 1 limón

½ taza piñón mojado

½ taza de semillas de sésamo

1 cebolla roja a la mitad

Aceitunas negras crudas

¼ taza de aceite de oliva o aguacate o Udo's Choice

Una pizca de sal del Himalaya

Unas pizcas de líquido amino Bragg o pHlavor

Una pizca de pimienta negra

INSTRUCIONES

Primeramente, corta en tiras finas la col rizada, ralla las zanahorias y corta los tomates a la mitad

Rebana la cebolla bastante delgada y corta las aceitunas a la mitad (asegúrate de que no haya semilla en las aceitunas)

Mézclalo en un bol grande con todo los demás

¡Si estas en transición, puedes agregarle tomates secos, queso de cabra, etc. A la receta, aunque honestamente es deliciosa así como es!

Disfrútalo como plato principal o como una ensalada acompañante para tu plato principal

RESUMEN NUTRICIONAL

Esta comida es baja en sodio, y muy baja en colesterol. Además es una muy buena fuente de fibra dietética, magnesio y cobre así como también de vitamina A, vitamina C, vitamina K y manganeso

ENSALDA DE ESPINACA Y AJO ROSTISADO

Esta ensalada contiene espinaca y ajo rostizado, los cuales están repletos de nutrientes y son altamente alcalinos

La espinaca es un vegetal muy versátil ya que puede ser frito, rápidamente hervido o cocinado al vapor. Es extremadamente rico en antioxidantes y una gran fuente de vitamina a, vitamina E, vitamina C, vitamina K, magnesio, manganeso, hierro, ácido fólico, y zinc solo por nombrar algunos. Ajo es además una de las más antiguas plantas medicinales y es conocida por tener una gran variedad de beneficios

Porciones: 4

INGREDIENTES

500 gramos de hojas de espinacas bebes, lavadas y drenadas

10 dientes de ajo sin pelar

40 gramos de piñón ligeramente tostado

El jugo fresco de medio limón

4 cucharadas de aceite de oliva extra virgen

Sal del mar celta o del Himalaya

Pimienta negra recién molida

INSTRUCIONES

Precalienta tu horno a 180 grados Celsius

Coloca los dientes de ajo en una paila pata tostar, añade 2 cucharadas de aceite y hornea por alrededor de 10-15 minutos hasta que los dientes de ajo se hayan tornado ligeramente dorados y se hayan comenzado a suavizar

Coloca el ajo en un bol para ensaladas. Añade el jugo de limón, piñón, espinaca, y el resto del aceite de oliva y sazona al gusto

RESUMEN NUTRICIONAL

Esta comida es baja en sodio, y muy baja en colesterol. Además es una muy buena fuente de vitamina E, magnesio, vitamina A, vitamina C, vitamina K, ácido fólico y manganeso

ENSALADA CÁLIDA DE CALABACÍN PIMIENTO ROJO Y ESPINACA

Esta ensalada de estilo mediterráneo y no solo es delicioso sino que tiene grandes nutrientes también

Los pimientos, espinacas y calabacín son altamente alcalinos y además están repletos de nutrientes. Contienen altos niveles de vitamina C, A, manganeso, ácido fólico y potasio

Porciones: 2

INGREDIENTES

1 pimiento rojo sin semillas

450 gramos de calabacín

300 gramos de espinaca bebé lavada y drenada

350 gramos de zanahoria cortada en rebanadas

150 ml de aceite de oliva extra virgen

Sal del Himalaya o del Mar Celta

Pimienta recién molida

INSTRUCCIONES

Lava y drena todos los vegetales. Pélalos y córtalos en rebanadas. Corta los calabacines en bastones gruesos. Seca las hojas de espinaca y colócalas en un plato llano

Coloca el aceite de oliva en un plato a prueba de horno al fuego lento. Agrega las zanahorias y pimientos y sazonar con sal y pimienta al gusto. Cubre el plato y cocina gentilmente por 30 minutos o hasta que los vegetales estén tiernos

Revuelve el calabacín y cubre de nuevo y cocina por alrededor de 10 minutos. Los calabacines deberían estar tiernos pero también mantener su color

Para servir coloca la ensalada caliente con todos los jugos sobre las hojas de espinaca

ENERGIZANTE HUMUS DE GUISANTES

Mejor tu sistema digestivo con Humus de frijoles negros

Porciones: 2

Tiempo de preparación: 10 minutos

INGREDIENTES

1 lata de frijoles negros de 200 gramos, drenados

2 cucharadas pequeñas de jugo de limón fresco

Un puñado pequeño de hojas de albahaca

1 diente de ajo machacado

1 pizca grande de semillas de sésamo

Opcional: chile rojo al gusto

INSTRUCCIONES

Coloca los frijoles negros, jugo de limón, albahaca, semillas de sésamos y ajo en un procesador de comida hasta que espese. Si está DEMASIADO espeso, puedes agregar un poco de agua

HECHOS NUTRICIONALES

Cada porción contiene el siguiente contenido nutricional

Molibdeno 129.00mcg 172.0

Ácido fólico 256.28mcg 64.1

Fibra 14.96g 59.8

Triptófano 0.18g 56.2

Manganeso 0.76 mg 38.0

Proteína 15.24 g 30.5

Magnesio 120.40 mg 30.1

Vitamina B1 0.42 mg 28.0

Fósforo 240.80 mg 24.1

Hierro 3.61 mg 20.1

Esta comida es baja en grasas saturadas y muy baja en colesterol y sodio. Además es una muy buena fuente de proteína, tiamina, magnesio, fósforo, cobre, manganeso y una buena fuente de fibra dietética

DELICIA DE ESPARRAGOS

Una entrada deliciosa y simple o alternamente solo coloca el esparrago sobre una ensalada saludable y coloca el aderezo encima

Porciones: 2

INGREDIENTES

12 tallos de espárragos (dóblalos y déjalos que se partan naturalmente)

8 cebollas de primavera

2 cucharadas de mantequilla (de aguacate) derretida

Cascara de limón rallado de la mitad de un limón

Jugo de limón fresco de un limón completo

Tomillo fresco

INSTRUCCIONES

Cocina al vapor ligeramente el esparrago junto a las cebollas de primavera (por alrededor de 4 minutos o hasta que esté tan tierno como te guste, aunque debes tomar en cuenta que sobrecocinar la comida hace que pierda los nutrientes)

Ahora cocina junto la mantequilla de aguacate, la piel de limón, el jugo y el tomillo para hacer un aderezo

Si el limón esta algo fuerte, puedes usar un poco de aceite de oliva prensado al frío para neutralizar el limón

Ahora colócale el esparrago en la cebolla de forma decorativa

RESUMEN NUTRICIONAL

Esta comida es bastante baja en sodio y colesterol. También es una muy buena muy fuente de vitamina A, potasio y cobre, además de fibra dietética, vitamina c, vitamina K y ácido fólico

RÁPIDOS TROZOS DE COL RIZADA ENERGIZANTE

Una merienda súper deliciosa, altamente alcalina, e increíblemente saludable

Porciones: 4

Tiempo de preparación: 45 minutos

INGREDIENTES

1 puñado de col rizada

1 cucharada de aceite (de oliva o lino funciona bien)

Un pizca de sal del Himalaya

Opcional:

hojuelas de chile secas

1 cucharada de pimiento molido

INSTRUCCIONES

Precalienta el horno a 200 grados centígrados o 400 grados Fahrenheit

Rasga la col rizada en trozos (alrededor de 2-4 cm cuadrados)

Frota y arroja los trozos de col en el aceite y la sal

Extiende los trozos de col en una bandeja para hornear y mételos en el horno por 10 minutos

RESUMEN NUTRICIONAL

Esta comida es baja en sodio y muy baja en colesterol.
También es una muy buena fuente de   cobre así como
también de vitamina A, vitamina C, vitamina K y manganeso

PUDDIN DE COCO Y CHÍA

Es un postre delicioso altamente alcalino que puedes servirle a tu familia, en una cena, puedes llevarla al trabajo...

Y tienen un gran contenido de omega 3, fibra, minerales alcalinos, vitaminas, antioxidantes... ¡es increíble!

Hay un par de ingredientes que no son 100% alcalinos pero son fácilmente opacados por los productos alcalinos. Pero estos ingredientes le dan gran sabor a la receta y la convierten en un gran éxito

Recuerda, nunca buscamos la perfección, lo que buscamos en que sea saludable y divertido, una experiencia disfrutable y deliciosa de por vida

Porciones: 4

Tiempo de preparación: 20 minutos

INGREDIENTES

1 taza de leche de coco (orgánica)

¼ taza de semillas de chía

1 dátil

1 taza de yogur de coco

1 cucharada de semillas de lino, molida

1 cucharada pequeña de semilla de sésamo

½ cucharada pequeña de extracto de vainilla

Cubierta de 3 variedades

1 puñado de mora azul

1 puñado de nueces mixtas (almendras, pistachos, etc)

1 taza de canela molida

INSTRUCCIONES

Primeramente, endulza la leche de coco licuándola con el dátil. Este pequeño toque de dulzura y sabor del dátil hace una gran diferencia

Luego combina la leche de coco en un bol grande con las semillas de chía, vainilla, lino molido y semillas de sésamo

Colócalo en el refrigerador por 20-30 minutos hasta que la chía se haya expandido

Para servir, llena un vaso con una capa de yogur de coco seguido de la mezcla de chía y luego una capa extra de yogur

Cúbrela con tu elección de cubierta

Mis tres favoritas variantes son

Simplemente con mora azul (una fruta que es medianamente formadora de ácido pero deliciosa con esta mezcla y aun así el plato es mayormente alcalino)

Con nueces variadas y canela - ¡delicioso!

Con una higo como endulzante, un sabor más exótico para complementar el coco

Una versión final sería mezclar 2 cucharadas de cacao en polvo crudo con la chía o con la leche de coco (cuando licúas los dátiles) para hacer un olla de crema de chocolate con chía

Disfruta y pruébala con tus amigos y familiares

¡Es cremosa, deliciosa y alcalina!

RESUMEN NUTRICIONAL

Esta comida es muy baja en colesterol y sodio. También es buena fuente de fibra dietética y manganeso

BATIDO VERDE ORIGINAL

¡Delicioso, rico en anti-oxidantes, verde, alcalino, lleno de grasas saludables y proteína!

Porciones: 2

Tiempo de preparación: 15 minutos

INGREDIENTES

1 puñado de col rizado

1 puñado de espinaca

2 cabezas de brócoli

1 tomate

1 puñado de lechuga

1 aguacate

1 pepino

½ diente de ajo

El jugo de 1/2 limón

Un poco de agua para conseguir el texto que quieras

INSTRUCCIONES

Licúa el aguacate, pepino, jugo de limón para formar una pasta luego añade los otros ingredientes

Puedes licuar con un poco de hielo si lo prefieres frío o agrega un poco de chile

Opcional: endulzarlo con un poco de pimiento dulce

RESUMEN NUTRICIONAL

Esta comida es baja en sodio, y muy baja en colesterol. Es, además, buena fuente de fibra dietética, vitamina B6, ácido fólico, cobre y manganeso, así como también de vitamina C, vitamina A y vitamina K

Clasificación Alcalina: Altamente alcalina

Contenido proteínico: provee 98% de todos los tipos requeridos

Balance de nutrientes: provee 75% de todos los nutrientes para la salud óptima

Índice glicémico: 16 (bajo)

Pérdida de peso: 4.5/5

Salud óptima: 5/5

Beneficios saludables probados: anti-oxidante, energético, sistema nervioso, función psicológica, salud de la sangre, salud inmunológica, músculos, piel, huesos, ojos, dientes y cabellos

RECETA PARA LIMPIAR EL HÍGADO

Esta es una receta que es excelente para la limpieza del hígado que he adaptado de otras 4 o 5 recetas para limpiar el hígado que he intentado durante años. Lo he súper-cargado con unos ingredientes extras y he indicado los ingredientes principales para hacer énfasis en su importancia

Yo normalmente recomiendo hacer esta receta los fines de semana y en la mañana. Es particularmente efectiva se has hecho algo de ejercicio ligero como trotar o caminar previamente a la limpieza del hígado ya que promueve la expulsión de toxinas fuera del cuerpo energizando el sistema linfático

Después del jugo también se recomienda ejercicios de respiración para ayudar al flujo linfático.

Porciones: 2

Tiempo de preparación: 10 minutos

INGREDIENTES

2 toronjas grandes

4 limones

300 ml de agua alcalina (o filtrada)

2 cucharadas de Udo's Choice (o aceite de lino prensado en frío)

1 cucharada pequeña de acidophylus

1-2 dientes de ajo fresco

2 pulgadas de raíz de jengibre fresca

Opcional: una pizca de pimiento dulce

INSTRUCCIONES

Extrae el jugo de las toronjas y limones en una licuadora

Luego, ralla el ajo y el jengibre y luego, exprímelo en el jugo

Luego agrega el agua, Udo's, acidophylus en polvo y licua por 30 segundos

Luego agrega más ajo o jengibre al gusto

Este jugo contienen todo de los más potentes ingredientes que limpian el hígado y le dan a tu hígado un limpiado gentil y la oportunidad de curarse a sí mismo. No hay efectos secundarios a esta bebida, aparte de un poco de aliento a ajo por un rato. Sin embargo, la toronja remueve la mayoría del olor

También me han dicho que este poderoso limpiador de hígado es la más increíble cura para la resaca en el mundo – ¡así que vale la pena tomarla en cuenta por ello! Contiene todo lo que necesitarías para curar la resaca (vitamina C, omega 3, prebióticos, agua, jengibre) así que puedo ver como funcionaria

RESUMEN NUTRICIONAL

Esta comida es baja en colesterol y sodio. Además también es buena fuente de vitamina C. También es buena fuente de vitaminas A, E, K, tiamina, B6, ácido fólico, sales alcalinas, magnesio y potasio.

Calificación Alcalina: Altamente alcalina

Índice glicémico: 14 (bajo)

Pérdida de peso: 3/5

Salud óptima: 3/5

Beneficios probados para la salud: antioxidantes, energía, sistema nervioso, función psicológica, salud de la sangre, salud inmunológica, músculos, cerebro, hueso, piel, ojos, dientes y cabello

CONCLUSIÓN

Aclamado como una de las mejores dietas que puedes seguir, la dieta alcalina es más que solo algo que puedes preparar rápidamente; debería ser un estilo de vida y un hábito. Con promesas de ayudarte a perder peso, y evitar enfermedades crónicas, no es una sorpresa que tantas personas quieran intentarlo.

El secreto para comer una dieta alcalina es simple: acoge comida que son integrales, frutas frescas y vegetales mientras te mantienen alejado de productos animales e ingredientes fuertemente procesados.

Reduciendo la cantidad de comidas procesadas y volcarse hacia opciones naturales en lugar de eso, provee una tremenda ventaja para tu salud, y es seguro que mantiene el balance de tu cuerpo.

¡Si estás listo para tomar tu salud más seriamente, haz un compromiso para vivir una dieta alcalina hoy! Estarás maravillado de cuan mejor que te sentirás.

Made in the USA
San Bernardino, CA
08 August 2018